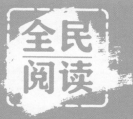

总主编
何清湖

中医养生进家庭口袋本丛书

调脾胃

主编／刘富林

U0152640

全国百佳图书出版单位
中国中医药出版社
·北京·

图书在版编目（CIP）数据

调脾胃 / 何清湖总主编；刘富林主编 . -- 北京：
中国中医药出版社，2024.4
（全民阅读 . 中医养生进家庭口袋本丛书）
ISBN 978 - 7 - 5132 - 8669 - 5

Ⅰ . ①调… Ⅱ . ①何… ②刘… Ⅲ . ①脾胃病 - 中医
治疗法 - 基本知识 Ⅳ . ① R256.3

中国国家版本馆 CIP 数据核字（2024）第 053228 号

中国中医药出版社出版

北京经济技术开发区科创十三街 31 号院二区 8 号楼
邮政编码 100176
传真 010-64405721
山东临沂新华印刷物流集团有限责任公司印刷
各地新华书店经销

开本 787×1092 1/32 印张 3.25 字数 61 千字
2024 年 4 月第 1 版 2024 年 4 月第 1 次印刷
书号 ISBN 978 - 7 - 5132 - 8669 - 5

定价 29.80 元
网址 www.cptcm.com

服务热线 010-64405510
购书热线 010-89535836
维权打假 010-64405753

微信服务号 zgzyycbs
微商城网址 https://kdt.im/LIdUGr
官方微博 http://e.weibo.com/cptcm
天猫旗舰店网址 https://zgzyycbs.tmall.com

如有印装质量问题请与本社出版部联系（010-64405510）

《调脾胃》

编委会

主　　编　刘富林

副 主 编　夏旭婷　谢明霞

编　　委　王文凤　施　敏　葛　俊　李琳莉　毛彩薇　戚椿林

作为我国优秀传统文化的瑰宝，中医药在治病养生方面做出了卓越贡献，是具有中国特色的文化符号和医疗资源。在国家一系列政策和法律法规的支持下，中医药事业不断向前发展，发挥着越来越重要的作用。2022年3月，国务院办公厅印发《"十四五"中医药发展规划》，其中提出，要提升中医药健康服务能力，提升疾病预防能力，实施中医药健康促进行动，推进中医治未病健康工程升级。在"中医药文化弘扬工程及博物馆建设"内容中提出，要推出一批中医药科普节目、栏目、读物及产品，建设中医药健康文化知识角。2022年11月，国家中医药管理局等八部门联合印发了《"十四五"中医药文化弘扬工程实施方案》，明确提出要"打造一批中医药文化品牌活动、精品力作、传播平台"，重点任务中包括"加大中医药文化活动和产品供给，每年度打造一组中医药文化传播专题活动，广泛开展中医药健康知识大赛、文创大赛、短视频征集、文化精品遴选、悦读中医等系列活动"。

中华中医药学会治未病分会作为治未病领域的权威学术团体，拥有优质的学术平台和专家资源，承担着推动我国治未病与养生保健行业良性发展的重任，我们以创作、出版优质的中医治未病与养生保健科普作品，传播权威而实用的健康教育内容为己任。把中医药文化融入建设文化强国、增强文化自信的大格局中，加大中医药文化传播推广力度，为中医药振兴发展厚植文化土壤，为健康中国建设注入源源不断的文化动力，是中医药学者进行科普创作的核心基调。为此，我们联合中国中医药出版社推出这套《全民阅读·中医养生进家庭口袋本丛书》，在内容创作和风格设计方面下足功夫，发挥了中华中医药学会治未病分会专家在科普创作方面的集体智慧和专业水准。

《黄帝内经》有云"圣人不治已病治未病"，养生的基本原则在于"法于阴阳，和于术数，食饮有节，起居有常，不妄作劳"，养生保健的重点是阴阳气血的平衡、脏腑经络的调和。本套丛书涵盖了保养肾、补阳气、充气血、护心神、强健肺、祛寒湿、调脾胃、通经络、养护肝、增强免疫力 10 个日常养生保健常见的热门主题，每册书都图文并茂，通俗易懂，是兼顾不同年龄、不同人群的趣味科普读物。每册书分别介绍了以上 10 个主题所涉及的常用穴位、家常食物、常用中药、家用中成药等，并融汇食疗方、小验方等，轻松易学，照着书中的养生方法坚持去做，能够取得良好的养生保健效果。

本套丛书的编写得到了中医药领域诸多专家的大力支持，感谢湖南中医药大学、湖南医药学院、浙江中医药大学、中国中医科学院西苑医院、湖南中医药大学第一附属医院、上海中医药大学附属曙光医院、广西中医药大学第一附属医院、浙江省中医院、佛山市中医院、中和亚健康服务中心、谷医堂（湖南）健康科技有限公司等相关单位的支持与热情参与。由于时间仓促，书中有尚待改进和不足之处，真诚希望各位专家、读者多提宝贵意见，以便我们在后续修订时不断提高。

中华中医药学会治未病分会主任委员
湖南医药学院院长　　　　　　何清湖

2024 年 2 月

中医学认为，脾胃为"后天之本""气血生化之源"，脾胃功能的正常与否，直接关系到人体的健康长寿。脾胃是长寿的"根"，其功能强弱决定了气血的盛衰、生机的活跃与否。因此，若想延缓衰老，健康长寿，就要调养好脾胃。

调养脾胃就是为健康长寿打根基，如果根基不牢，就算吃再多营养品、保健品也起不到太大的作用。但是，现在社会生活压力大，节奏也快，很多人不懂得保护自己的脾胃。酗酒，暴饮暴食，吃冰冷食物，吃腌制食物，加上久坐少动，焦虑紧张……种种不健康的生活习惯，让原本就脆弱的脾胃不堪重负，影响健康。

因此，如何有效调养好脾胃对人体健康来说很重要。本书介绍了调养脾胃的重点穴位、家常食物和中药等，并将食疗和运动调理相结合，帮您轻松调养好脾胃，益寿延年。

刘富林

2024 年 2 月

目 录

扫描二维码
有声点读新体验

一 认识脾胃
后天之本、气血生化之源

二 强健脾胃 22 招
脾胃不虚，疾病不找

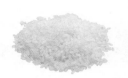
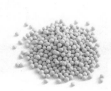
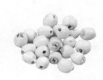

三

补脾阳 21 招

暖养脾胃，祛寒防病

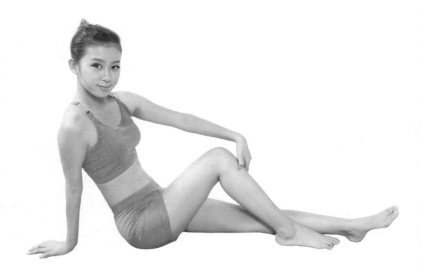

四 补脾阴 21 招
滋阴降火，全身清爽

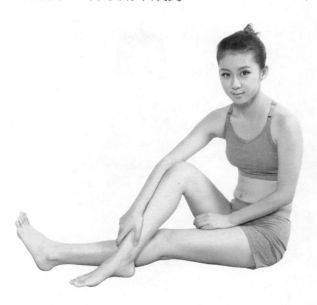

五 补脾气 19 招
健脾益气，精力十足

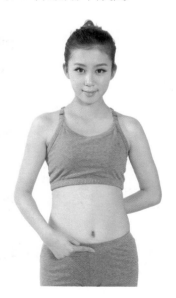

六 四季补脾胃 30 招
春夏秋冬舒心过

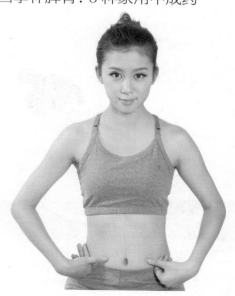

七

4 种常见脾胃功能失调所致健康问题的对症调理

脾胃不虚，活百岁

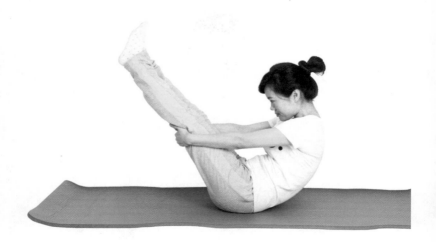

一

认识脾胃
后天之本、
气血生化之源

扫描二维码
有声点读新体验

足太阴脾经
脾胃功能的管家

　　脾胃是气血生化之源，元气之本。人体一切生命活动和脏腑功能均依靠气血的供应，而脾胃乃"气血阴阳之根蒂"，产生气血之源泉。明代著名医家张景岳说过："土气为万物之源，胃气为养生之主。胃强则强，胃弱则弱，有胃则生，无胃则死。是以养生家必当以脾胃为先。"可见，脾胃强盛是人体健康长寿的基础。

循行路线

　　脾经的主干起于足大趾末端，沿足大趾内侧向上至内踝前边，再沿小腿内侧、大腿前内侧，一路上行进入腹部，并穿过膈肌，沿食管两侧上行至舌下。在体内，它还有一条分支从胃部分出，与手少阴心经交汇。

主治病症

　　本经腧穴主治脾胃、妇科、前阴病及经脉循行部位的其他病症，如胃脘痛、呕吐、嗳气、腹胀、便溏、黄疸、身重无力、舌根强痛、下肢内侧肿胀、足大趾运动障碍等。

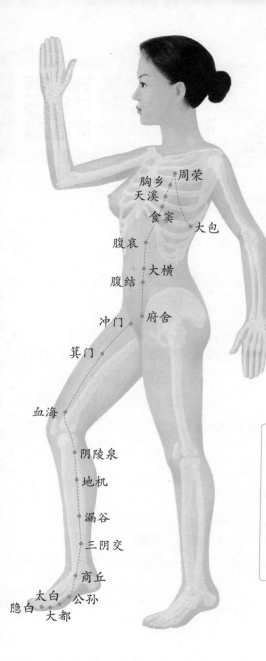

足太阴脾经穴位图

周荣
胸乡
天溪
食窦
大包
腹哀
大横
腹结
府舍
冲门
箕门
血海
阴陵泉
地机
漏谷
三阴交
商丘
太白
公孙
隐白
大都

脾经速记口诀

胃经对应是脾经，
免疫神经掌控中；
胃胀打嗝排气空，
呕吐难耐胁下痛；
曲张平血低血压，
风湿还有关节痛。

3

足阳明胃经
消化系统的主干道

　　足阳明胃经简称"胃经"，它上下贯穿人体，每侧共有45个腧穴。中医学认为，"脾胃为后天之本"，日常的饮食营养都靠胃来供应，胃的功能是否正常，影响着全身健康。

循行路线

　　胃经的主干起于鼻翼旁，在鼻根、口唇附近环绕，并经过耳前上行至额前及头顶。实际应用中，我们了解得更多的是它的分支，分支经脉沿喉咙下行至缺盆穴，接着折向进入胸腹腔，下行至大腿前侧，然后一直下行至足背和脚趾。

主治病症

　　本经腧穴主治消化系统、神经系统、呼吸系统、循环系统的某些病症，以及咽喉、头面、口、牙、鼻等部位的病症，如腹胀、水肿、咽喉肿痛、鼻出血、胸膝部疼痛等。

足阳明胃经穴位图

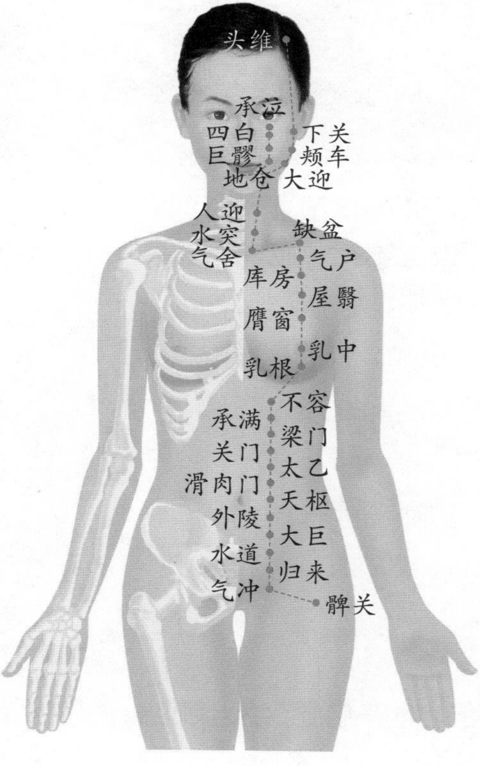

头维

承泣
四白
巨髎
地仓

下关
颊车
大迎

人迎
水突
气舍

缺盆
气户
翳风

库房
膺窗

房

乳中

乳根

不容
梁门
太乙
天枢
大巨
归来

承满
关门
滑肉门
肉门
外陵
水道
气冲

髀关

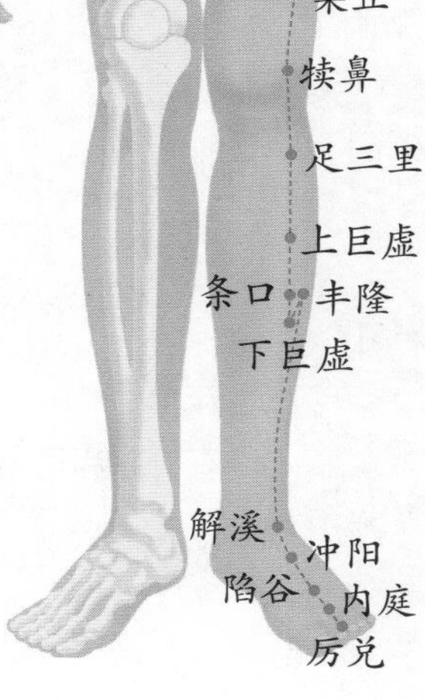

伏兔
阴市
梁丘

犊鼻

足三里

上巨虚

条口
丰隆
下巨虚

解溪
陷谷

冲阳
内庭
厉兑

5

脾经、胃经重点穴位

公孙穴

慢性肠炎的常用主穴

功能与主治：健脾化湿，和胃理中。主治胃痛、呕吐、饮食不化、肠鸣腹胀、腹痛、腹泻、痢疾、水肿、烦心失眠等。

定位：在足内侧缘第 1 跖骨底部，足弓的凹陷处即为公孙穴。

操作方法：用拇指或食指端反复按压公孙穴，稍有疼痛感即可。

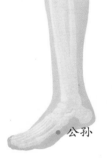

公孙

商丘穴

腹胀的常用主穴

功能与主治：健脾化湿，肃降肺气。主治腹胀、肠鸣、腹泻、便秘、饮食不化、咳嗽、黄疸、怠惰嗜卧、癫狂、痔疮、足踝痛等。

定位：正坐垂足或取仰卧位，在内踝前下方凹陷处。

操作方法：用拇指反复按压。

商丘

功能与主治：健脾化湿，调经统血。主治月经不调、痛经、闭经、崩漏、股内侧痛、皮肤湿疹等。

定位：在大腿内侧，膝盖骨内侧的上角，上方约三指宽处筋肉的沟中，一按就感觉到痛的地方即是血海穴。

血海●

操作方法：用手指的指端按揉血海穴。

功能与主治：疏风清热，明目止痛。主治近视、夜盲、眼球震颤、眼睑痉挛、角膜炎、视神经萎缩、眼睛疲劳等。

定位：将食指与中指伸直并拢，中指贴于鼻侧，食指尖所指的下眼眶边缘处即是承泣穴。

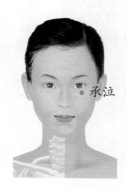

承泣●

操作方法：用双手食指指腹轻轻按压承泣穴3秒后放松，重复5次。

足三里穴

食欲减退的常用主穴

功能与主治：健脾和胃，通经活络。主治胃下垂、食欲缺乏等消化系统疾病，以及头痛等。

定位：由外膝眼向下量四横指，在腓骨与胫骨之间，向胫骨旁量一横指，该处即是。

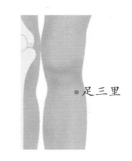

足三里

操作方法：拇指抵住两侧的足三里穴，用力掐按3分钟，以有酸胀感为度。

天枢穴

便秘的常用主穴

功能与主治：调中和胃，理气健脾。主治便秘、腹胀、腹泻、脐周痛、腹水、肠麻痹、消化不良。

定位：采用仰卧的姿势，天枢穴位于人体中腹部，肚脐两侧2寸处。

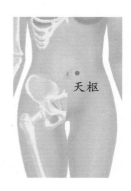

天枢

操作方法：用食指或中指的指腹按压天枢穴，同时向前挺出腹部并缓慢吸气，然后上身缓慢向前倾并呼气，反复做5次。

二

强健脾胃 22 招

脾胃不虚，
疾病不找

强健脾胃：
6大常用穴位

对症按摩调理方

按足三里穴

取穴原理	足三里为保健要穴，有助于增强机体的免疫力。
功效主治	生发胃气，调理脾胃，燥化脾湿。主治消化系统的常见病，如十二指肠球部溃疡、急性胃炎、胃下垂等。
穴名由来	"里"与"理"通。人以肚脐为界，上为天，下为地，中为人，分为三部，万物由之，理在其中。故足三里穴能调和天地人，能治人身上中下诸病。

操作方法

以拇指指腹垂直用力按压穴位，每日早、晚两侧各按压1次，每次1~3分钟。

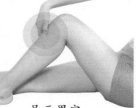

足三里穴

定位

屈膝成90°，由外膝眼往下量四横指距胫骨外一横指处即是。

取穴原理	按摩脾俞具有调理脾胃的效果。
功效主治	和胃健脾，升清利湿。主治腹痛、胃痛、急（慢）性胃炎、呕吐、泄泻、水肿等。
穴名由来	"脾"，脾脏；"俞"，输注。本穴为脾之背俞穴，故名。

操作方法

用拇指按揉脾俞穴，其余四指附在肋骨上，每次 1~2 分钟。

定位

在脊柱区，第 11 胸椎棘突下，后正中线旁开 1.5 寸。

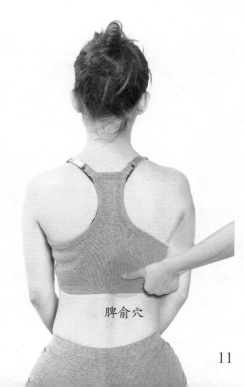

脾俞穴

11

取穴原理	中脘为胃之募穴、腑会，穴居胃脘部，可健脾和胃，调理胃肠功能。
功效主治	健脾和胃，补中安神。主治腹胀、胃脘痛、泄泻、便秘、食欲不振、呕吐等。
穴名由来	"中"，中部，又有中央的含义；"脘"同"管"。穴属胃募，位居心蔽骨与脐连线的正中，内部为胃的中部，主治胃疾，故名"中脘"。

操作方法

用指端或掌根按揉穴位2~5分钟。

定位

在上腹部，脐中上4寸，前正中线上。

中脘穴

取穴原理	按摩这个穴位能够健脾益气，改善脾胃运化功能。
功效主治	健脾益气，理气和胃。主治腹痛、腹胀、胃痛、肠鸣、痢疾、便秘、急（慢）性胃炎等。
穴名由来	"太"，极大、庞大；"白"，白色、明亮。本穴位于第1跖趾关节后缘处，此处骨高肉白，故名"太白"。

操作方法

以食指指腹垂直按压穴位，每日早、晚各1次，左右两穴各按压1~3分钟。

定位

在趾区，第1跖趾关节近端赤白肉际凹陷中。

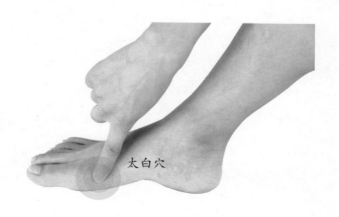

太白穴

按三阴交穴

取穴原理	按摩这个穴位能够健脾益气，补肾固精，防治消化系统疾病。
功效主治	健脾利湿，兼调肝肾。主治消化不良、脾胃虚弱、腹胀肠鸣、腹泻、经期不顺、经前期综合征、更年期综合征等。
穴名由来	"三阴"，指足之三阴经；"交"，指交会与交接。此穴为足太阴、足少阴、足厥阴三条阴经气血物质的交会处。

操作方法

以拇指尖垂直按压穴位，每天早、晚各 1 次，每次左右足各揉按 1~3 分钟。

定位

本穴在小腿内侧，内踝尖上 3 寸，胫骨内侧缘后际。

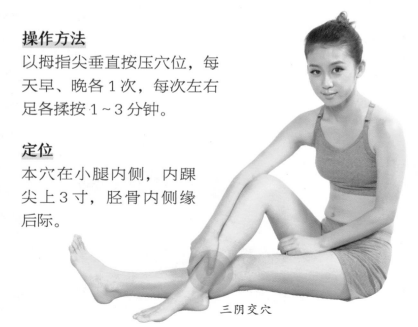

三阴交穴

取穴 原理	按摩这个穴位可刺激消化系统，增强胃肠道蠕动，缓解消化不良。
功效 主治	理气止痛，活血散瘀，清利湿热。主治急（慢）性胃炎、急（慢）性肠炎、消化不良、细菌性痢疾、肾炎等。
穴名 由来	"枢"，指枢纽。人体上应天，下应地，本穴位于脐旁，在人体正中，为天之枢纽，故名"天枢"。

按天枢穴

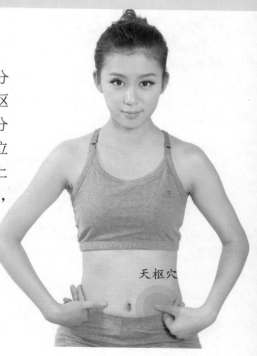

天枢穴

操作方法

用双手拇指或者食指分别按住肚脐两旁的天枢穴，轻轻按压2~3分钟，然后放开，让穴位休息几秒之后再重复上述动作，直到皮肤发红，有疼痛的感觉即可。

定位

在腹部，横平脐中，前正中线旁开2寸。

强健脾胃：
4 种家常食物

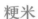

粳米

性味归经：性平，味甘，归脾、胃经。

功能：调中和胃。用于脾胃气虚，食少纳呆。

用法：煮食。

黄豆

性味归经：性平，味甘，归脾、胃经。

功能：宽中导滞、健脾利水。用于腹胀纳呆，脾虚水肿。

用法：煮食、磨浆等。

蘑菇

性味归经：性平，味甘，归肠、胃、肺经。

功能：健脾开胃。用于饮食不消，纳呆。

用法：炒食、煮食。

鸡肉

性味归经：性温，味甘，归脾、胃经。

功能：温中益气。用于脾虚纳呆，反胃。

用法：煮食、炖食。

其他常见食物：红枣、大麦、羊肉、猪肉、土豆等。

强健脾胃：4种常用中药

茯苓

性味归经： 性平，味甘、淡，归心、脾、肺、肾经。

功效主治： 利水渗湿，健脾。用于水肿、泄泻、痰饮、纳差等。

用法： 3~5克，煎服。

禁忌： 阴虚无湿热、气虚下陷的人不宜服用。

白术

性味归经： 性温，味苦、甘，归脾、胃经。

功效主治： 补气健脾。用于脾虚所致之食少、腹胀泄泻。

用法： 1~3克，煎服。

禁忌： 阴虚内热的人不宜服用。

莲子

性味归经： 性平，味甘、涩，归脾、肾、心经。

功效主治： 补脾止泻。用于脾虚泄泻。

用法： 3~5克，煎服。

禁忌： 大便燥结的人不宜服用。

党参

性味归经： 性平，味甘，归脾、肺经。

功效主治： 补脾养血，益气生津。用于脾气虚衰，食少倦怠。

用法： 3~5克，煎服。

其他临床常用中药：薏苡仁、山药、甘草、人参、黄芪等。

药食同源,强健脾胃: 2 道精选食疗方

强健脾胃

鸡肉三丁

材料: 鸡胸肉 100 克,胡萝卜、黄瓜各 150 克。

调料: 盐 3 克,葱花、姜末各适量。

做法:

1 胡萝卜、鸡胸肉、黄瓜分别洗净,切丁。

2 锅内倒油烧热,下入胡萝卜丁、葱花、姜末翻炒,待胡萝卜丁八成熟时,放入鸡丁继续翻炒。

3 待鸡丁熟后,加入黄瓜丁,略炒片刻,调入盐即可。

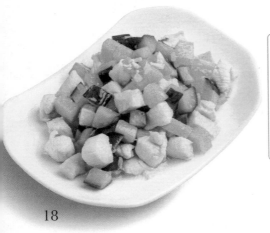

功效

鸡肉可以温中健脾;胡萝卜可以宽中下气、健胃消食;黄瓜可以清热解毒。三者搭配食用有强健脾胃,促进消化的作用。

材料: 豆蔻 5 克，茯苓 10 克，面粉 250 克，酵母 3 克。

做法:

1 豆蔻去壳，烘干研成细粉；茯苓烘干，研成细粉。

2 将面粉、豆蔻粉、茯苓粉、酵母和匀，加水适量，揉成面团，发酵待用。

3 将面团制成每只重 20 克的馒头坯，上笼蒸 20 分钟即可。

温馨提示: 本方应在医生指导下使用。

行气健胃

豆蔻茯苓馒头

| 功效 |

豆蔻茯苓馒头这种保健食品可以芳香化湿，行气健胃，适用于脾胃失调的人。

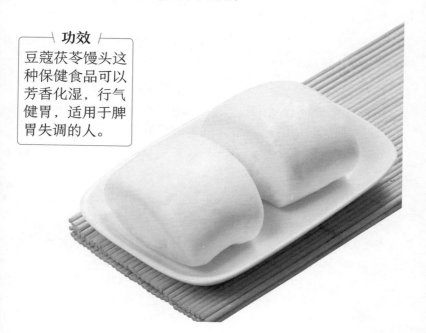

19

强健脾胃：
6 种家用中成药

1 四君子丸

益气健脾。用于脾胃气虚，胃纳不佳，食少便溏。

2 人参健脾丸

益气健脾、和胃止泻。用于脾胃虚弱导致的消化不良、食欲不振、腹痛便溏等。

3 参苓白术散

补益脾胃。用于脾胃虚弱，食少便溏。

4 八珍丸

补气益血。用于气血两虚，面色萎黄，食欲不振。

5 养胃舒胶囊

健脾和胃、行气导滞。用于脾胃气阴两虚导致的胃脘灼热疼痛、痞胀不舒、食少等。

6 补中益气丸

补中益气、升阳举陷。用于脾胃虚弱、中气下陷导致的泄泻、食少腹胀等。

三

补脾阳 21 招
暖养脾胃，
祛寒防病

脾阳虚
有哪些表现

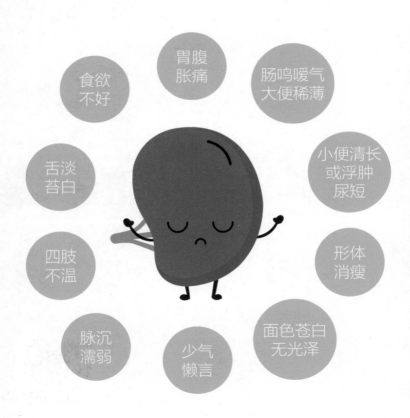

食欲
不好

胃腹
胀痛

肠鸣嗳气
大便稀薄

舌淡
苔白

小便清长
或浮肿
尿短

四肢
不温

形体
消瘦

脉沉
濡弱

少气
懒言

面色苍白
无光泽

补脾阳:
5 大常用穴位

对症按摩调理方

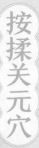

取穴原理	按揉关元穴,可以温热脾经,促进脾阳的升发,增强脾脏的功能。
功效主治	培元固本,调气回阳。可补下焦,调节内分泌,治疗生殖系统疾病。
穴名由来	"关",关藏;"元",元气。关元为关藏人身元气之处。

按揉关元穴

操作方法

用食指指腹按揉关元穴,
每次按揉 3~5 分钟。

定位

从肚脐正中央向下量 3
寸的位置即是。

关元穴

按揉脾俞穴

取穴原理	按摩脾俞具有调理脾胃的效果。
功效主治	和胃健脾，升清利湿。主治腹胀、黄疸、呕吐、泄泻、痢疾、便血、水肿等。
穴名由来	"脾"，脾脏；"俞"，输注。本穴为脾之背俞穴，故名。

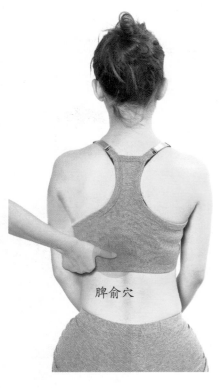

脾俞穴

操作方法
用拇指按揉脾俞穴，其余四指附在肋骨上，每次1~2分钟。

定位
在脊柱区，第11胸椎棘突下，后正中线旁开1.5寸。

取穴 原理	可以放松背部及活络胃肠功能。
功效 主治	和胃健脾。主治消化系统疾病，如胃溃疡、胃炎、胃痉挛、呕吐、恶心等。
穴名 由来	"胃"，指胃腑；"俞"同"输"。因其内应胃腑，是胃气转输、输注之处，为治疗胃腑疾病的重要腧穴，故名。

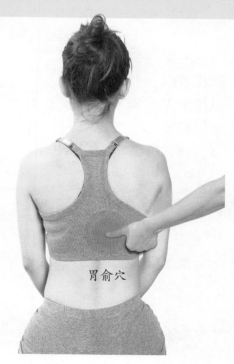

按揉胃俞穴

操作方法

用拇指指腹用力按压或揉压胃俞穴，每次1~2分钟。

定位

在背部中央稍下方，脊柱（第12胸椎）的两侧，旁开1.5寸。

胃俞穴

按足三里穴	取穴原理	足三里为保健要穴，有助于增强机体的免疫力。
	功效主治	生发胃气，调理脾胃，燥化脾湿。主治消化系统的常见病，如十二指肠球部溃疡、急性胃炎、胃下垂等。
	穴名由来	"里"与"理"通。人以肚脐为界，上为天，下为地，中为人，分为三部，万物由之，理在其中。故足三里穴能调和天地人，能治人身上中下诸病。

操作方法

以拇指指腹垂直用力按压穴位，每日早、晚左右穴各按压1次，每次1~3分钟。

定位

屈膝成90°，由外膝眼往下量四横指距胫骨外一横指处即是。

足三里穴

取穴原理	三阴交穴是脾经上的穴位，且又连通肝、肾二经，按揉三阴交穴，能健运脾阳，补肾固精，防治消化系统疾病。
功效主治	健脾利湿，兼调肝肾。主治经期不顺、月经过多或过少、带下、经前期综合征、更年期综合征等。
穴名由来	"三阴"，指足之三阴经；"交"，指交会与交接。此穴为足太阴、足少阴、足厥阴三条阴经气血物质的交会处。

操作方法

以拇指尖垂直按压穴位，每天早、晚各一次，每次左右两侧各1~3分钟。

定位

本穴在小腿内侧，内踝尖上3寸，胫骨内侧缘后际。

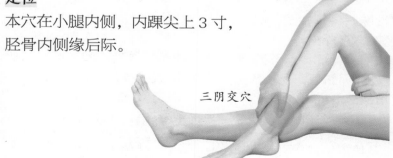

三阴交穴

补脾阳：
4 种家常食物

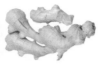

生姜

性味归经：性温，味辛，归肺、胃、脾经。

功能：温中止呕。用于恶心呕吐，口泛清涎，脘腹冷痛，纳呆，肠鸣泄泻。

用法：炒食、煮食、炖食。

禁忌：阴虚内热的人慎食。

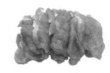

羊肉

性味归经：性热，味甘，归脾、胃、肾经。

功能：健脾温中，益气养血。用于产后腹中痛及腹中寒疝，虚劳不足等。

用法：煮食、炒食。

禁忌：孕妇不宜多食。

猪肚

性味归经：性温，味甘，归脾、胃、肾经。

功能：补虚损，健脾胃。用于脾寒而痛。

用法：煮食、炒食。

板栗

性味归经：性温，味甘、平，归脾、胃、肾经。

功能：益气健脾。用于脾虚泄泻，反胃呕吐等。

用法：煮食、炒食。

禁忌：糖尿病患者不宜食用。

> 其他常见食物：荔枝、鸡肉、胡椒、花椒、大蒜等。

补脾阳：
4 种常用中药

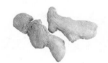

干姜

性味归经： 性热，味辛，归脾、胃、肾、心、肺经。

功效主治： 温中散寒。用于脾胃寒证，脘腹冷痛，呕吐泄泻。

用法： 1~3克，煎服。

禁忌： 阴虚有热的人禁服。

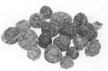

砂仁

性味归经： 性温，味辛，归脾、胃、肾经。

功效主治： 化湿开胃、温中止泻。用于脾胃气滞，脾胃虚寒，呕吐泄泻。

用法： 1~3克，煎服。

禁忌： 阴虚有热的人禁服。

草果

性味归经： 性温，味辛，归脾、胃经。

功效主治： 燥湿温中。用于寒湿中阻，痞满呕吐，脘腹冷痛。

用法： 1~3克，煎服。

益智

性味归经： 性温，味辛，归脾、肾经。

功效主治： 温脾止泻摄唾。用于脾寒泄泻，腹中冷痛，口多唾涎。

用法： 1~3克，煎服。

其他临床常用中药：高良姜、肉桂、丁香等。

药食同源,补益脾阳: 2道精选食疗方

祛寒健脾

萝卜炖羊肉

材料:羊肉 200 克,萝卜 150 克。

调料:葱段、姜片各 15 克,花椒 1 克, 盐 2 克。

做法:

1 羊肉和萝卜洗净,切块。

2 锅内加水烧开,放羊肉块焯水,捞出。

3 砂锅内加水、羊肉块、萝卜块、葱段、姜片、花椒,大火烧开,转中小火炖至羊肉酥烂,加盐即可。

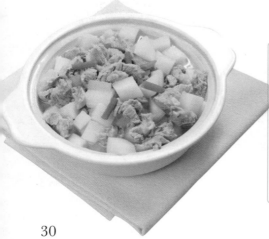

⊢ 功效 ⊣

羊肉有祛寒补虚、健脾温中、益精补身的作用;萝卜有健脾开胃、促消化的作用;姜有发散风寒、止呕助阳的作用。它们一起搭配食用可以健脾开胃,增强人体的抗病能力。

材料： 小米 100 克，红枣 6 枚，砂仁、枸杞子各 5 克。

做法：

1 把砂仁捣碎成细末；小米、红枣分别洗净；枸杞子洗净后用温水泡 10 分钟。

2 砂锅内加入清水，大火烧开，放小米和红枣煮沸后转小火熬煮 40 分钟。加入砂仁末、枸杞子，小火继续熬煮 10 分钟即可。

醒脾开胃

小米红枣砂仁粥

───┤ **功效** ├───

小米、红枣、砂仁、枸杞子一起煮粥食用，能醒脾开胃，行气化湿，调理湿阻或气滞所致的脘腹胀痛等。

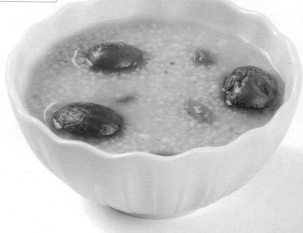

补脾阳：
6 种家用中成药

1 小建中合剂

温中补虚、缓急止痛。用于脾胃虚寒所致的脘腹疼痛。

4 温胃舒胶囊

温中养胃、理气止痛。用于中焦虚寒所致的胃痛。

2 附子理中丸

温中健脾。用于脾胃虚寒所致的脘腹冷痛、呕吐泄泻。

5 仲景胃灵丸

温中散寒、健胃止痛。用于寒凝胃痛、食欲不振、脘腹胀满。

3 香砂养胃丸

温中和胃。用于中阳不足、湿阻气滞所致的胃痛痞满。

6 健脾丸

健脾开胃。用于脾胃虚弱，脘腹胀满，食少便溏。

四

补脾阴 21 招

滋阴降火，全身清爽

扫描二维码
有声点读新体验

脾阴虚
有哪些表现

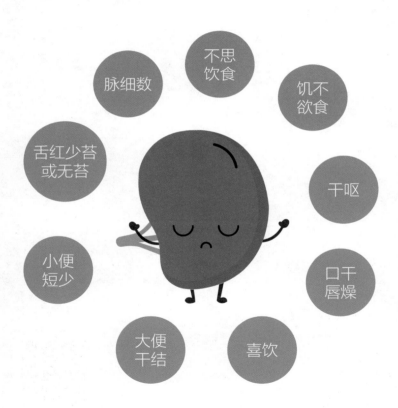

不思
饮食

脉细数

饥不
欲食

舌红少苔
或无苔

干呕

小便
短少

口干
唇燥

大便
干结

喜饮

补脾阴：
5 大常用穴位

取穴原理	血海穴是脾经上的穴位，按揉血海穴能够起到运化脾血的作用。
功效主治	调经统血，健脾化湿。主治月经不调、痛经、闭经、股内侧痛、皮肤湿疹等。
穴名由来	"血"，气血的血；"海"，海洋。本穴善治各种血证，犹如聚血重归于海。

按揉血海穴

操作方法

将拇指放在血海穴所在处，对其进行按揉。每次可按揉 3~5 分钟，以有酸胀感为宜。

定位

本穴在股前区，髌底内侧端上 2 寸，股内侧肌隆起处。

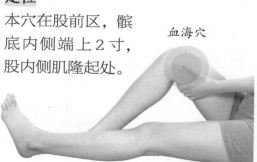

血海穴

35

掐按隐白穴

取穴原理　隐白穴是足太阴脾经上的重要穴位，按照经络学说的原理，按揉隐白穴有健脾养血、补中益气的作用。

功效主治　健脾回阳，调经统血。主治腹胀、腹痛、心烦失眠、鼻出血、月经过多等。

穴名由来　"隐"，指隐蔽；"白"，指白色。因穴居隐蔽之处，其肉色白，故名"隐白"。

操作方法

用拇指尖垂直掐按穴位，每日早、晚各按1次，每次左右各掐按1~3分钟。

定位

隐白穴位于足大趾内侧趾甲旁0.1寸处。

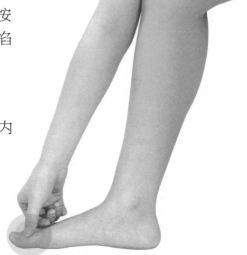

隐白穴

取穴原理	三阴交穴是脾经上的穴位，且又连通肝、肾二经，按揉三阴交穴，能健脾理血，益肾平肝。
功效主治	健脾利湿，兼调肝肾。主治腹痛、呕吐、带下、月经过多或过少、经前期综合征等。
穴名由来	"三阴"，指足之三阴经；"交"，指交会与交接。此穴为足太阴、足少阴、足厥阴三条阴经气血物质的交会处。

按三阴交穴

操作方法

以拇指尖垂直按压穴位，每天早、晚各1次，每次左右两侧各1~3分钟。

定位

本穴在小腿内侧，内踝尖上3寸，胫骨内侧缘后际。

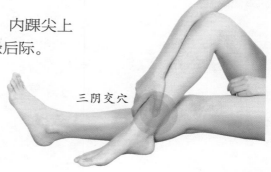

三阴交穴

<table>
<tr><td rowspan="4">按揉阴陵泉穴</td><td>取穴原理</td><td>阴陵泉属足太阴脾经之合穴，能温运中焦、清利下焦，帮助除脾湿。</td></tr>
<tr><td>功效主治</td><td>健脾渗湿，益肾固精，通经活络。主治腹痛、胀满、水肿、泄泻、小便不利、遗精、月经不调、带下、麻痹等。</td></tr>
<tr><td>穴名由来</td><td>"阴"，水之意；"陵"，土丘；"泉"，水泉。阴陵泉穴名大意是指脾经流行的经水及脾土物质混合物在本穴聚合堆积如土丘之状，故名。</td></tr>
</table>

操作方法

用拇指指腹用力按揉阴陵泉穴3~5分钟，以有酸胀感为度。

定位

顺着膝盖内侧横纹，会摸到一个凸起的骨头，顺着骨头的下方和内侧摸，摸到一个凹陷的地方即是。

阴陵泉穴

取穴 原理	地机穴是脾经之郄穴，为经气深集的部位，可以解痉镇痛，行气活血。
功效 主治	健脾渗湿，调经止带。主治月经不调、腹胀、腹痛、小便不利、水肿、食欲不振等。
穴名 由来	"地"，指脾土；"机"，指机巧、巧妙。地机穴大意是指本穴的脾土微粒随地部经水运输到人体各部，过程十分巧妙。

操作方法

用食指垂直向下点压地
机穴 1 分钟，力度稍轻。

定位

找到小腿内侧，从膝关
节往下摸，至胫骨内侧
髁下方凹陷处，往下量
3 寸即是地机穴。

地机穴

补脾阴：
4 种家常食物

小麦

性味归经： 性凉，味甘，归心、脾、肾经。

功能： 养心益脾，除烦止渴，利小便。用于肠胃不固之慢性泄泻。

用法： 煎汤、煮粥。

猪肉

性味归经： 性平，味甘、咸，归脾、胃、肾经。

功能： 滋阴润燥，补血润肤，补中益气。用于热病津伤之口渴多饮、肠燥便秘等。

用法： 熟食、煮汤饮。

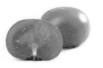

西红柿

性味归经： 性凉，味甘、酸，归脾、胃、肝经。

功能： 生津止渴，健胃消食。用于口渴，食积，消化性溃疡。

用法： 生食、炒食、煮食。

蜂蜜

性味归经： 性平，味甘，归肺、脾、大肠经。

功能： 补中润燥。用于脾气虚弱，脘腹挛急疼痛，肠燥便秘。

用法： 冲服、蒸食。

禁忌： 湿热内蕴的人不宜食用。

补脾阴：
4 种常用中药

龙眼肉

性味归经： 性温，味甘，归心、脾经。

功效主治： 补心安神，养血益脾。用于心脾虚损所致的失眠健忘、惊悸怔忡等。

用法： 1~3克，煎服。

禁忌： 痰湿中满者忌服。

山药

性味归经： 性平，味甘，归肺、脾、肾经。

功效主治： 益气养阴，补脾。用于脾虚食少，大便溏泄。

用法： 3~10克，煎服。

禁忌： 有实邪的人不宜服用。

白芍

性味归经： 性微寒，味甘、酸，归肝、脾经。

功效主治： 养血调经，敛阴止汗，柔肝止痛，平抑肝阳。用于血虚萎黄、月经不调等。

用法： 1~3克，煎服。

禁忌： 阳衰虚寒之病证不宜用；反藜芦。

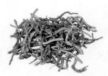

黄精

性味归经： 性平，味甘，归脾、肺、肾经。

功效主治： 益气健脾，养阴。用于脾胃气虚之体倦乏力，胃阴不足之口干食少。

用法： 3~5克，煎服。

药食同源，补养脾阴：2 道精选食疗方

健脾益气

莲子银耳山药汤

材料：山药 100 克，银耳 20 克，莲子 30 克，红枣 10 克。

调料：冰糖适量。

做法：

1 银耳洗净泡软，去蒂，撕小朵；山药去皮，洗净，切片；莲子、红枣洗净。

2 汤锅中加入适量清水，放入所有材料（冰糖除外），大火煮沸后改小火煮至熟烂，加入冰糖即可。

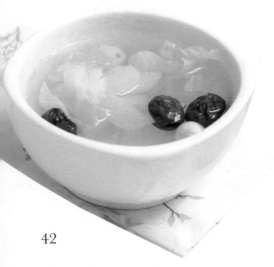

功效

莲子、山药都可以健脾益气，再加上扶正固本的银耳、补益脾胃的红枣，一起食用对脾胃非常有益。

健脾养胃

糯米蒸糕

材料：糯米粉 150 克，大米粉 150 克，红枣、核桃仁碎各 25 克。

调料：葡萄干碎、青丝、红丝、白糖各少许。

做法：

1 红枣洗净，去核，放入水中泡软，切碎；白糖用适量的开水化开，晾凉。

2 将大米粉、糯米粉放入容器中混合均匀，再放入大部分红枣碎、核桃仁碎、葡萄干碎拌匀，倒入糖水拌匀。

3 将拌好的蒸糕坯放在屉布上，抹平，将剩余的红枣碎、核桃仁碎、葡萄干碎，以及青丝、红丝均匀地撒在上面。

4 上笼大火蒸 20 分钟左右，出笼晾凉，切块即可。

功效

糯米可以健脾止泻；红枣可以补脾和胃。这些食材一起做成蒸糕可以补中益气、健脾养胃。

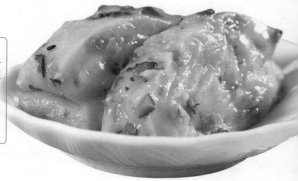

补脾阴：
6 种家用中成药

1 阴虚胃痛片

益胃养阴、缓中止痛。 用于胃脘隐隐灼痛、纳呆干呕、慢性胃炎、消化性溃疡等。

4 逍遥丸

疏肝健脾、养血调经。 用于肝郁脾虚导致的胁痛、胃痛、月经不调、眩晕等。

2 参苓白术散

补脾益胃。 用于脾胃虚弱，食少便溏，气短咳嗽。

5 补益资生丸

养胃健脾。 用于脾胃虚弱导致的胸闷恶心、食欲不振、精神倦怠等。

3 人参归脾丸

补气健脾、补血养心。 用于心脾两虚导致的心悸健忘、失眠多梦、体倦食少，以及妇女月经量多、色淡等。

6 牛黄清胃丸

清胃泻火、润燥通便。 用于心胃火盛导致的头晕目眩、口舌生疮、牙龈肿痛等。

五

补脾气 19 招

健脾益气，精力十足

扫描二维码
有声点读新体验

脾气虚
有哪些表现

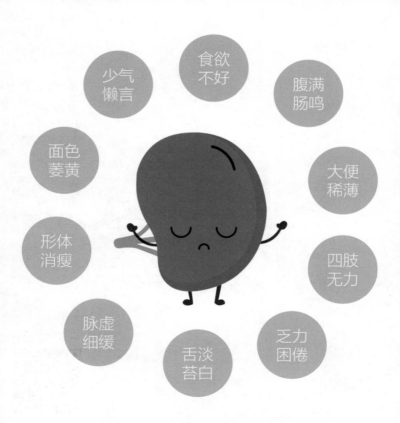

少气懒言

食欲不好

腹满肠鸣

面色萎黄

大便稀薄

形体消瘦

四肢无力

脉虚细缓

乏力困倦

舌淡苔白

补脾气：
3 大常用穴位

对症按摩调理方

取穴原理	中脘为胃之募穴、腑会，穴居胃脘部，可健脾和胃，通降腑气。
功效主治	健脾和胃，补中理气。主治腹胀、泄泻、便秘、食欲不振等。
穴名由来	"中"，中部，又有中央的含义；"脘"，同"管"。穴属胃募，位居心蔽骨与脐连线的正中，内为胃的中部，主治胃疾，故名"中脘"。

按揉中脘穴

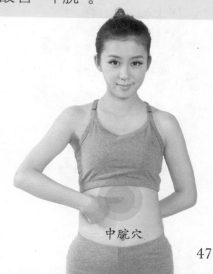

操作方法
用指端或掌根按揉穴位
2~5 分钟。

定位
本穴在上腹部，脐中上
4 寸，前正中线上。

中脘穴

<table>
<tr><td rowspan="3">按气海穴</td><td>取穴
原理</td><td>按揉气海以补气，即取气能生血。</td></tr>
<tr><td>功效
主治</td><td>健脾益气，益肾固精。可以强壮全身，延年益寿。</td></tr>
<tr><td>穴名
由来</td><td>"气"，元气；"海"，海洋。穴在脐下，为人体元气之海，故名"气海"。</td></tr>
</table>

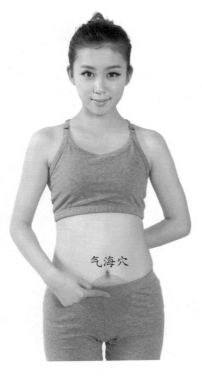

气海穴

操作方法

用拇指或食指指腹按压气海穴 3~5 分钟，力度适中。

定位

本穴在下腹部，脐下 1.5寸，前正中线上。

取穴原理	按摩这个穴位可疏调肠腑，刺激消化系统，增强胃肠道蠕动，缓解消化不良。
功效主治	调中和胃，理气健脾。主治急（慢）性胃炎、急（慢）性肠炎、消化不良、细菌性痢疾、肾炎等。
穴名由来	"枢"，指枢纽。人体上应天，下应地，本穴位于脐旁，在人体正中，为天之枢纽，故名"天枢"。

操作方法

用双手拇指或者食指分别按住肚脐两旁的天枢穴，轻轻按压2~3分钟，然后放开，让穴位休息几秒之后再重复上述动作，直到皮肤发红，有疼痛的感觉即可。

定位

本穴在腹部，横平脐中，前正中线旁开2寸。

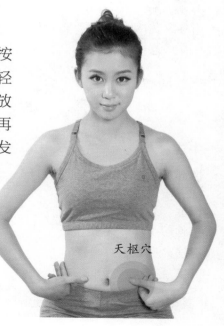

天枢穴

补脾气：
4 种家常食物

小米

性味归经：性凉，味甘、咸，归脾、胃、肾经。
功能：和中益胃。用于脾胃虚弱，呕逆反胃。
用法：煮食。

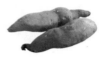

红薯

性味归经：性平，味甘，归脾、肾经。
功能：补中和血，宽肠胃。用于脾虚水肿。
用法：煮食、蒸食。
禁忌：气滞食积的人不宜食用。

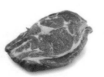

牛肉

性味归经：性温，味甘，归脾、胃经。
功能：补脾胃，益气血。用于脾胃久冷，不思饮食。
用法：煮食、炒食。

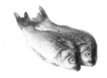

鲫鱼

性味归经：性平，味甘，归脾、胃、大肠经。
功能：健脾和胃，利水消肿。用于消化不良，胃痛。
用法：煮食、蒸食。

其他常用食物：鸡肉、鹅蛋、牛乳、鳜鱼等。

补脾气：
4 种常用中药

茯苓

性味归经： 性平，味甘、淡，归心、脾、肺、肾经。

功效主治： 利水渗湿，健脾。用于脾虚湿盛所致之各种水肿、泄泻、痰饮、纳差等。

用法： 3~5克，煎服。

黄芪

性味归经： 性微温，味甘，归脾、肺经。

功效主治： 补中益气，升举清阳。用于气虚乏力，食少便溏，中气下陷。

用法： 2~5克，煎服。

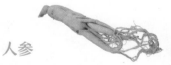

人参

性味归经： 性微温，味甘、微苦，归脾、肺、心、肾经。

功效主治： 补脾益气，生津养血。用于脾虚食少。

用法： 1~3克，煎服。

甘草

性味归经： 性平，味甘，归心、肺、脾、胃经。

功效主治： 补脾益气。用于脾胃虚弱，倦怠乏力。

用法： 0.5~3克，煎服。

其他临床常用中药：党参、白术、红枣、山药等。

药食同源，补中益气：
2 道精选食疗方

补虚益气

人参茯苓二米粥

材料： 小米、大米各 50 克，山药 30 克，茯苓 15 克，人参 3 克。

做法：

1 人参、茯苓、山药均洗净，焙干，研成细粉；小米、大米分别淘洗干净，大米用水浸泡 30 分钟。

2 锅置火上，倒入适量清水烧开，放入小米、大米，加入人参粉、茯苓粉、山药粉，用小火炖至米烂粥成即可。

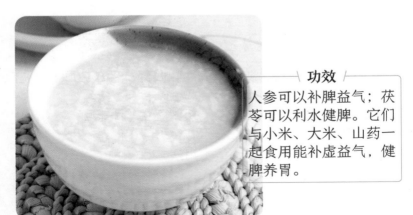

┤ 功效 ├

人参可以补脾益气；茯苓可以利水健脾。它们与小米、大米、山药一起食用能补虚益气，健脾养胃。

52

土豆胡萝卜炖牛肉

材料：牛肉250克，土豆、胡萝卜各200克。

调料：料酒、葱段、姜片、酱油各8克，大料1个，山楂2个，香叶2片，盐4克，香菜段5克。

做法：

1 把土豆、胡萝卜分别洗净，去皮，切块；牛肉洗净，切块，放入凉水中用大火煮开，捞出。

2 锅中倒油烧热，放入姜片和葱段炒香，放牛肉块翻匀，加入料酒、酱油、大料、香叶和山楂炒匀，再加入适量水大火烧开，转小火煮20分钟。

3 另起锅入油烧热，放入煮好的牛肉块翻炒2分钟，倒入土豆块和胡萝卜块炖50分钟，大火收汁，加盐，撒上香菜段即可。

┤ 功效 ┝

牛肉可以补中益气、滋养脾胃；土豆可以益气健脾、调中和胃；胡萝卜可以健脾明目。三者搭配食用有很好的强身健体效果。

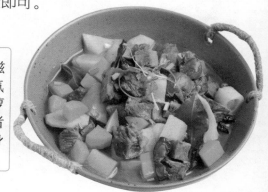

补脾气：
6 种家用中成药

1 补中益气丸

补中益气、升阳举陷。 用于脾胃虚弱、中气下陷导致的泄泻、食少腹胀等。

4 人参健脾丸

益气健脾、和胃止泻。 用于脾胃虚弱导致的消化不良、食欲不振、腹痛便溏等。

2 四君子丸

益气健脾。 用于脾胃气虚，胃纳不佳，食少便溏。

5 参苓白术散

补益脾胃。 用于脾胃虚弱，食少便溏。

3 八珍丸

补气益血。 用于气血两虚，面色萎黄，食欲不振。

6 养胃舒胶囊

温中养胃、理气止痛。 用于中焦虚寒所致的胃痛。

六

四季补脾胃
30 招
春夏秋冬舒心过

四季补脾胃
关键要点

春季养脾胃，少吃酸、来点甜

唐代名医孙思邈说："春七十二日省酸增甘，以养脾气。"故春季饮食应减酸味，增甘味。另外，根据春季万物升发的特点，要少吃油腻、生冷、酸涩、黏硬和大辛大热的食物，避免助阳外泄，使肝升发太过而克制脾。

夏季需醒脾，开胃增食欲

中医学认为，苦夏的一系列症状，如乏力、消瘦、大便不调、烦躁等，都直接或间接与湿热内侵，脾胃功能呆滞，消化吸收不足有关。预防苦夏，当以醒脾开胃为重点，配合科学的生活调养，这样会收到很好的效果。多吃一些富含维生素、矿物质的蔬果，如西红柿、黄瓜、梨、苹果、香蕉、猕猴桃、桃等，以满足身体所需的营养供给。另外，夏季尽量少吃太凉的食物，少喝太凉的饮料，避免胃肠道血管骤然收缩，血流量减少，引发腹痛、腹泻等，干扰肠胃的正常蠕动，导致消化功能失调，影响消化液的分泌。

秋季防"秋燥"，食补要讲究

入秋后气候开始干燥，人们常常会出现口干、唇干、鼻干、咽干、大便干结、皮肤干燥等现象，中医学称之为"秋燥"。根据中医四季五补的原则，立秋之际属于四时中的长夏，应以淡补为主。所谓"淡补"，是指补而不腻，要适当食用一些能健脾、清热、利湿的食物，一方面可使体内湿热之邪从小便排出，以消除夏日酷暑的"后遗症"；另一方面能调理脾胃功能，为中、晚秋乃至冬季健康奠定基础。除鸭肉外，兔肉、甲鱼、海参等凉性食物都非常适合在立秋之后食用，以达到滋阴养肺、润燥止干、清心安神的效果。

冬季需保暖，进补之前先补脾

冬季气候寒冷，易伤脾胃，所以在寒冬时节养护脾胃一定要注意保暖。冬季脾胃的作用极其重要，只有调理好脾胃功能，食物中的营养才能得到很好的吸收，吃进去的食物才会发挥抗寒作用。冬季健脾补肾可多吃山药、胡萝卜、板栗、糯米等。尤其是脾气虚的人，可多用山药、扁豆、薏米、白术等炖肉吃。另外，要避免一切可使胃酸分泌增加或有损胃肠黏膜屏障功能的饮食，比如不食甜羹、酒酿、八宝饭等过甜的食品，忌饮浓茶、咖啡、烈性酒等刺激性饮品，等等。

四季补脾胃：
5 大常用穴位

对症按摩调理方

<table>
<tr><td rowspan="3">按太白穴</td><td>取穴原理</td><td>太白穴为足太阴脾经输穴、原穴，其蒸升之气同合于足太阴脾经的气血特性，能较好地补充脾经经气的不足，对脾的保健有很关键的作用。</td></tr>
<tr><td>功效主治</td><td>健脾益气，理气和胃。主治腹痛、腹胀、胃痛、痢疾、便秘等。</td></tr>
<tr><td>穴名由来</td><td>"太"，极大、庞大；"白"，白色、明亮。本穴位于第 1 跖趾关节后缘处，此处骨高肉白，故名"太白"。</td></tr>
</table>

操作方法

以食指指腹垂直按压穴位，每日早、晚各 1 次，左右两穴各按压 1~3 分钟。

定位

本穴在趾区，第 1 跖趾关节近端赤白肉际凹陷中。

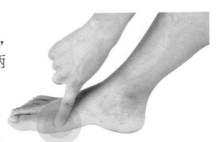

太白穴

取穴原理	大包穴为脾之大络，能够通络健脾。
功效主治	宽胸理气，通络健脾。主治胸胁胀满疼痛、咳嗽、气喘、四肢无力、肺炎等。
穴名由来	本穴为脾之大络，统络阴阳诸经，故名"大包"。

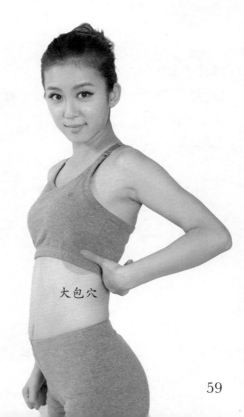

按揉大包穴

操作方法

用拇指指腹揉按穴位，每日早、晚各1次，左右两穴各揉按1~3分钟。

定位

本穴在胸外侧区，第6肋间隙，在腋中线上。

大包穴

<table>
<tr><td rowspan="4">按揉周荣穴</td><td>取穴原理</td><td>周荣能够生发脾气，宽胸理脾。</td></tr>
<tr><td>功效主治</td><td>止咳平喘，生发脾气。主治胸胁胀满、咳嗽、气喘、支气管炎、肺炎、胁痛、呃逆等。</td></tr>
<tr><td>穴名由来</td><td>此穴为足太阴脾经腧穴，位于肺募中府之下，当脾肺经气相接处。脾气散精，上归于肺，赖肺气输布调节以荣养周身，故名"周荣"。</td></tr>
</table>

操作方法

以食指指腹揉按穴位，每日早、晚两侧各揉按 1~3 分钟。

定位

本穴在胸部，第 2 肋间隙，前正中线旁开 6 寸。

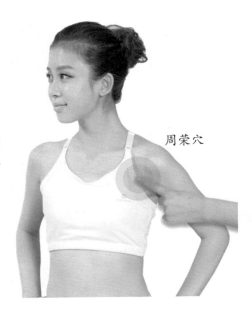

周荣穴

取穴原理	公孙穴是脾经的络穴，与冲脉相通，既能调脾经，又能调冲脉。中医学有"公孙冲脉胃心胸"之说，此穴可调养脾胃。
功效主治	健脾化湿，和胃理中。主治腹胀、不明腹痛、心烦、胸痛、胃痛、呕吐、肠鸣等。
穴名由来	"公孙"，公之辈与孙之辈也，指穴内气血物质与脾土之间的关系。脾经物质五行属土，其父为火，其公为木，其子为金，其孙为水。穴名意指本穴物质为脾经与冲脉气血相会后化成的天部的水湿风气，故名"公孙"。

操作方法

用拇指或食指端反复按压公孙穴，稍有疼痛感即可。

定位

本穴在足内侧缘第 1 跖骨底部，足弓的凹陷处。

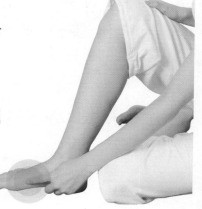

公孙穴

<table>
<tr><td rowspan="3">按天枢穴</td><td>取穴原理</td><td>天枢穴是胃经上的重要腧穴，也是大肠的募穴，主疏调肠腑、理气行滞、消食。</td></tr>
<tr><td>功效主治</td><td>调中和胃，理气健脾。主治便秘、腹胀、腹泻、急（慢）性胃炎、急（慢）性肠炎、消化不良等。</td></tr>
<tr><td>穴名由来</td><td>"枢"，指枢纽。人体上应天，下应地，本穴位于脐旁，在人体正中，为天之枢纽，故名"天枢"。</td></tr>
</table>

操作方法

用双手拇指或者食指分别按住肚脐两旁的天枢穴，轻轻按压2~3分钟，然后放开，让穴位休息几秒之后再重复上述动作，直到皮肤发红，有疼痛的感觉即可。

定位

本穴在腹部，横平脐中，前正中线旁开2寸。

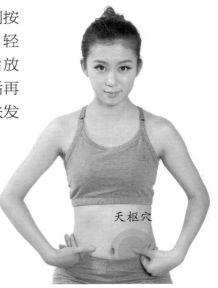

天枢穴

四季补脾胃：
8 种家常食物

粳米

性味归经：性平，味甘，归脾、胃经。

功能：调中和胃。用于脾胃气虚，食少纳呆。

用法：煮食。

花生

性味归经：性平，味甘，归脾、肺经。

功能：健脾养胃。用于脾虚反胃。

用法：生食、煮食。

禁忌：体寒湿滞的人不宜食用。

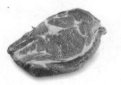

牛肉

性味归经：性温，味甘，归脾、胃经。

功能：补脾胃，益气血。用于脾胃久冷，不思饮食。

用法：煮食、炒食。

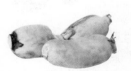

莲藕

性味归经：性寒，味甘，归心、肝、脾、胃经。

功能：清热生津。用于热病口渴等。

用法：生食、炒食、煮食。

禁忌：脾胃虚寒的人不宜食用。

银耳

性味归经：性平，味甘，归肺、胃经。

功能：生津养胃。用于阴虚口干，肺热咳嗽。

用法：煮食、炖食。

梨

性味归经：性凉，味甘、微酸，归肺、胃、心经。

功能：清热降火，养胃生津。用于反胃转食，药物不下。

用法：生食、煮食。

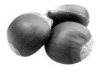

板栗

性味归经：性温，味甘、平，归脾、胃、肾经。

功能：益气健脾。用于脾虚泄泻，反胃呕吐等。

用法：煮食、炒食。

禁忌：糖尿病患者不宜食用。

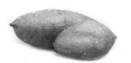

红薯

性味归经：性平，味甘，归脾、肾经。

功能：补中和血，宽肠胃。用于脾虚水肿。

用法：煮食、蒸食。

禁忌：气滞食积的人不宜食用。

其他常用食物：羊肉、鸡肉、牛肚、猪肚、鲫鱼、樱桃、菱角、生姜等。

四季补脾胃：
8 种常用中药

白扁豆

性味归经：性微温，味甘，归脾、胃经。

功效主治：健脾，化湿。用于脾胃虚弱所致之食欲不振、大便溏泄。

用法：3~5克，煎服。

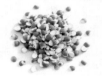

芡实

性味归经：性平，味甘、涩，归脾、肾经。

功效主治：补脾祛湿，止泻。用于脾胃虚弱，便溏腹泻。

用法：1~3克，煎服。

禁忌：大小便不利的人不宜服用。

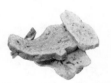

白术

性味归经：性温，味苦、甘，归脾、胃经。

功效主治：补气健脾。用于脾虚食少、腹胀泄泻。

用法：1~3克，煎服。

禁忌：阴虚内热的人不宜服用。

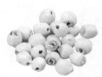

莲子

性味归经：性平，味甘、涩，归脾、肾、心经。

功效主治：补脾止泻。用于脾虚泄泻。

用法：3~5克，煎服。

禁忌：大便燥结的人不宜服用。

山楂

性味归经： 性微温，味酸、甘，归脾、胃、肝经。

功效主治： 消食健胃，行气止痛。用于纳呆食少、脘腹胀闷、恶食恶心、食肉不消等。

用法： 1～3克，煎服。

茯苓

性味归经： 性平，味甘、淡，归心、脾、肺、肾经。

功效主治： 利水渗湿，健脾。用于脾虚湿盛所致之各种水肿、泄泻、痰饮等。

用法： 3～5克，煎服。

甘草

性味归经： 性平，味甘，归心、肺、脾、胃经。

功效主治： 补脾益气。用于脾胃虚弱，倦怠乏力。

用法： 0.5～3克，煎服。

禁忌： 湿盛而胸腹胀满的人不宜服用。

黄芪

性味归经： 性微温，味甘，归脾、肺经。

功效主治： 补中益气，升举清阳。用于气虚乏力，食少便溏，中气下陷。

用法： 2～5克，煎服。

禁忌： 表实邪盛，内有积滞的人不宜服用。

其他临床常用中药：饴糖、薏苡仁、大枣、党参等。

药食同源，四季健脾：3 道精选食疗方

健脾益气

陈皮甘草茶

材料：陈皮、炙甘草各 5 克。

做法：

1. 将陈皮、炙甘草快速冲洗干净。
2. 将陈皮、炙甘草一起放入杯中，冲入沸水，盖上盖子泡约 10 分钟后饮用。

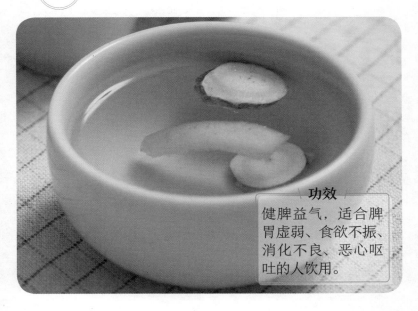

功效

健脾益气，适合脾胃虚弱、食欲不振、消化不良、恶心呕吐的人饮用。

牛肉馅饼

材料：面粉 400 克，牛肉 200 克，大白菜 250 克，葱花 50 克。

调料：酱油、盐各适量。

做法：

1　牛肉洗净，剁成末，加酱油、盐调味。大白菜洗净，切末，拌入牛肉末中，加入葱花拌匀制成馅。

2　面粉用冷水和匀，揉匀，静置 10～20 分钟。

3　将面团分成若干剂子，按扁后擀成皮。

4　取面皮包入馅，捏合成馅饼。

5　平底锅以大火烧热，下馅饼入锅略按扁，烘一会儿，倒入少许油，烙至两面金黄即可。

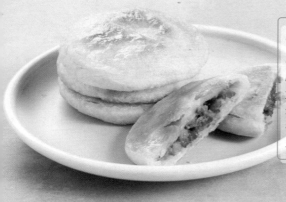

功效

牛肉可以补脾胃、益气血；白菜含有膳食纤维，可以促进胃肠道蠕动。二者搭配，荤素互补，营养全面，能健脾开胃，增强体质。

板栗烧鸡

材料： 白条鸡 300 克，板栗肉 100 克。

调料： 葱段、姜片、料酒、酱油、白糖各 5 克，高汤 100 克，盐 4 克，香油少许。

做法：

1 白条鸡洗净切块，加料酒、盐腌渍 10 分钟；板栗肉洗净晾干。

2 锅内倒油烧至六成热，将腌好的鸡块炸至金黄色，捞出。板栗肉下锅煮熟，捞出。

3 锅内留底油，爆香姜片，下鸡块、酱油、料酒、盐、白糖，加高汤烧开，改小火焖至八成熟，加入煮好的板栗肉，焖至熟烂后加香油调味，撒入葱段即可。

功效

板栗和鸡肉都有很好的补益效果，可以养胃健脾、补肾强筋，尤其适合老人、体弱者食用。

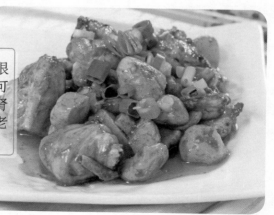

四季补脾胃：
6 种家用中成药

1 温胃舒胶囊

温中养胃、理气止痛。用于中焦虚寒所致的胃痛。

4 四君子丸

益气健脾。用于脾胃气虚，胃纳不佳。

2 清暑益气丸

清暑利湿、补气生津。用于受暑所致的食滞纳呆。

5 香砂养胃丸

温中和胃。用于中阳不足、湿阻气滞所致的胃痛痞满。

3 阴虚胃痛片

养阴益胃、缓中止痛。用于胃灼痛、干呕、慢性胃炎、消化性溃疡。

6 补中益气丸

补中益气、升阳举陷。用于脾胃虚弱导致的泄泻、食少腹胀等。

其他常用中成药：八珍丸、参苓白术散、养胃舒胶囊等。

七

4种常见脾胃功能失调所致健康问题的对症调理

脾胃不虚，活百岁

扫描二维码
有声点读新体验

腹痛

☑**胃脘以下、耻骨以上部位疼痛**

病因分析

中医学认为腹痛与感受外邪、饮食不节、情志不畅、劳倦体虚等因素有关。腹痛性质各异，如果是由外感引起，突然剧痛，伴发症状明显则属于急性腹痛；如果是由内伤引起，起病缓慢，痛苦缠绵则为慢性腹痛。

对症取穴

中脘、天枢、关元、足三里。

常用中成药

气滞胃痛颗粒：和胃止痛。用于胸痞胀满、胃脘疼痛等。

穴位按摩调理

取穴原理	足三里为保健要穴，可理脾胃、调气血，治人身上中下诸病，还有助于增强机体的免疫力。
功效主治	调理脾胃，燥化脾湿。主治腹痛、胃痛、呕吐、恶心、急（慢）性胃炎、胃痉挛、胃溃疡，十二指肠溃疡等。

操作方法

以拇指指腹垂直用力按压穴位，每日早、晚左右两侧各按压1次，每次1~3分钟。

定位

屈膝成90°，由外膝眼往下量四横指距胫骨外一横指处即是。

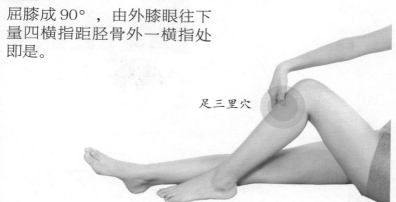

足三里穴

73

抬高双脚，减轻腹部疼痛：抬高双脚这种锻炼方法借助了瑜伽中的"船式"姿势，能抬升横膈膜，减轻胃部和肝部所承受的压力，从而缓解胃部痉挛、上腹部疼痛等。

具体方法：

1 平躺在地垫或床上，双膝微弯。

2 以臀部为支点，上半身和双脚同时抬离地面，让身体成"V"字形。保持这个姿势不动，做 5~7 次深呼吸。

小验方，大功效

洋葱汁
滋养肠胃

取洋葱去皮，切小片，放入玻璃瓶中，倒入红葡萄酒，密封，放置 2~8 天。打开瓶盖，用滤网过滤，将汁液装入瓶中，冷藏。每次饮用 20 毫升，每天 1 次。可滋养肠胃，促进胃肠蠕动，防治尿频。

补气降压

洋葱拌木耳

材料: 水发木耳 100 克, 洋葱 250 克。

调料: 香油 3 克, 盐、醋各 1 克。

做法:

1 水发木耳择洗干净, 撕成小朵, 用沸水焯烫, 捞出过凉, 沥干水分; 洋葱洗净, 切小片。

2 取小碗, 加盐、醋、香油搅拌均匀, 制成调味汁。

3 取盘, 放入洋葱片和焯好的木耳, 淋入调味汁拌匀即可。

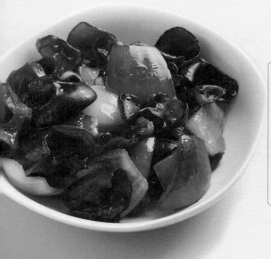

功效

洋葱可健胃理气, 解毒杀虫; 木耳可补气养血。二者一起食用不仅能调理虫积腹痛和血痢腹痛, 还能补气降压, 保护心血管。

泄泻

典型症状
☑大便次数增多，便质清稀，完谷不化
☑水样便

病因分析

中医学认为，感受外邪、饮食不节、情志失调、脾胃虚弱、年老体弱等会引发泄泻，突然改变饮食习惯、饮食不洁、过食生冷或油腻、吃太多等都易伤到脾胃，导致脾胃运化失调，引起泄泻。

对症取穴

大肠俞、天枢、上巨虚、三阴交、神阙。

常用中成药

补脾益肠丸：益气养血，温阳行气，涩肠止泻。用于脾虚气滞所致的泄泻。

取穴原理	神阙穴居于中腹，内连肠腑，无论急、慢性泄泻皆宜。
功效主治	健运脾胃，温阳固脱，培元固本。主治腹中虚冷、腹痛腹泻、肠鸣、小儿厌食、老人滑肠失禁、脱肛、子宫脱垂、不孕症等。

按揉神阙穴

操作方法

用食指指腹按揉神阙穴，每次 1~3 分钟。

定位

本穴位于人体肚脐处。

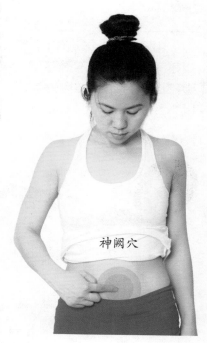

神阙穴

做胃肠操，强健肠胃：胃肠操有健脾益胃的功效，能够增强肠胃功能，促进肠胃消化，改善消化不良等引起的泄泻。

具体方法：
在地板上躺下，打开双手和双腿成一个"大"字，再缓缓抬起上半身，该运动做 10 次。

由于做这个动作时，双足无法用力，不得不使腹部的肌肉用力，因此可以刺激肠胃，强化其功能。

小验方，大功效

白扁豆粥

将 100 克新鲜白扁豆或 50 克干扁豆，与 100 克粳米同煮为粥，每日早、晚温热服食，非常适合慢性腹泻、食欲欠佳、消化不良的老年人及儿童患者食用。

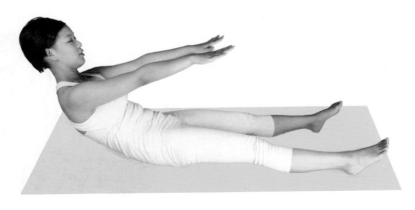

健脾止泻

红酒渍苹果

材料：中等大小苹果2个，红酒1瓶，柠檬汁30克。

调料：冰糖少许。

做法：

1 苹果洗净，去皮、核，放入容器中，倒入红酒，然后放锅内，隔水大火烧开后，改小火蒸约1小时至苹果熟透。

2 打开锅盖，用勺子将红酒一下下浇到苹果上，苹果上色后倒入柠檬汁、冰糖，继续浇汁，直到冰糖化开即可关火。

3 苹果放温后，切成薄片码盘食用。

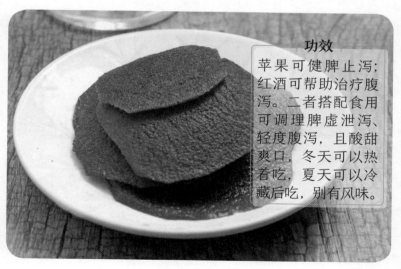

功效

苹果可健脾止泻；红酒可帮助治疗腹泻。二者搭配食用可调理脾虚泄泻、轻度腹泻，且酸甜爽口，冬天可以热着吃，夏天可以冷藏后吃，别有风味。

痢疾

典型症状 | ☑腹痛 ☑里急后重 ☑下痢赤白脓血

病因分析

中医学认为痢疾与外感时邪疫毒、湿热蕴结、饮食不节等因素有关，其病机为外界的刺激使身体功能失调，从而导致痢疾。

对症取穴

天枢、上巨虚、合谷、三阴交。

常用中成药

葛根芩连片：解肌清热，止泻止痢。用于腹痛里急，泄泻下痢。

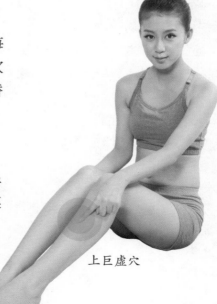

取穴原理	本病病位在肠，取上巨虚可通调大肠腑气，行气和血，气行则后重自除，血和则便脓自愈。
功效主治	通肠化滞，理脾和胃，疏经调气。主治腹痛、腹泻、便秘、肠痈等肠胃疾患，以及下肢痿痹等。

按揉上巨虚穴

操作方法

用拇指或食指点揉，每天早、晚各1次，每次2～3分钟，两侧交替进行点揉。

定位

本穴在小腿外侧，犊鼻下6寸，犊鼻与解溪连线上。

上巨虚穴

81

慢跑，增强体质：慢跑可促进肠胃蠕动，促进新陈代谢，加速毒素排出，增强体质，有利于痢疾的调养。

具体方法：

两手轻轻微握，肘关节屈曲成90°左右，全身肌肉放松，上身略向前倾，两臂自然摆动，腿不宜抬得太高。可采取慢跑（每分钟120～140米）与步行交替的方法进行，以不感觉难受、不喘粗气、头不晕、心率每分钟120~130次为宜。

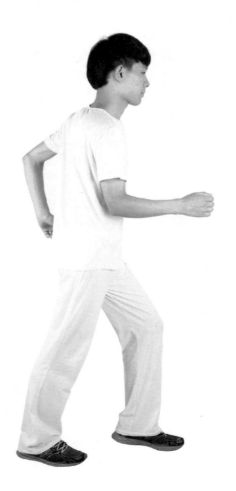

健脾暖胃

萝卜羊排汤

材料：羊排骨 250 克，白萝卜 150 克。

调料：盐 3 克，姜片、葱段各 10 克，料酒 15 克，葱花少许。

做法：

1 羊排骨洗净，剁成大块，沸水焯烫，捞出，用温水冲净备用；白萝卜去皮洗净，切厚片。

2 煲锅中倒适量清水，放羊排骨块、葱段、姜片、料酒，大火煮沸后改小火炖 1 小时，加白萝卜片继续炖煮约 30 分钟，撒上葱花，加盐调味即可。

| 功效 |

羊肉可健脾温中，暖身祛寒；白萝卜可消食下气，保护肠胃。二者搭配食用可防治痢疾，有助于增强机体免疫力。

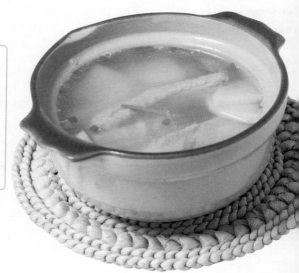

便秘

☑**大便秘结不通** ☑**排便艰涩**

病因分析

中医学认为，便秘的病性可分为偏实和偏虚两大类。偏实的便秘是患者本身体质较好，吃多了辛辣食物或者上火后，身体里面多余的火气烤干了大肠里的水分造成的；偏虚的便秘是气血两虚造成大肠传送无力和肠内干燥导致的。

对症取穴

大肠俞、天枢、上巨虚、支沟、照海。

常用中成药

山楂化滞丸：消食导滞。用于饮食停滞，脘腹胀满，大便秘结。

取穴原理	天枢穴是胃经上的重要腧穴，也是大肠的募穴，主疏调肠腑、理气行滞、消食。
功效主治	调中和胃，理气健脾。主治便秘、腹胀、腹泻、急（慢）性胃炎、急（慢）性肠炎、消化不良等。

按天枢穴

操作方法

用双手拇指或者食指分别按住肚脐两旁的天枢穴，轻轻按压2～3分钟，然后放开，让穴位休息几秒之后再重复上述动作，直到皮肤发红，有疼痛的感觉即可。

定位

本穴在腹部，横平脐中，前正中线旁开2寸。

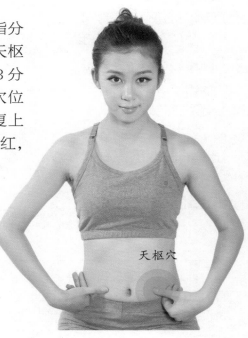

天枢穴

腰部扭摆，预防便秘：扭摆腰部，能够刺激肠道周围深层肌肉，帮助防治便秘。

具体方法：

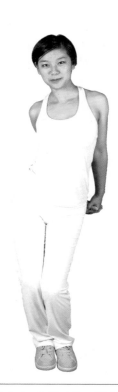

1 两腿并拢站立，双手于身后腰际处十指交叉相握，掌心朝上。腰部向右侧扭出的同时，双腿膝盖并拢也往右侧突出，而交握的双手往左侧突出。

2 腰部往左侧扭出，腿膝盖并拢往左侧突出，同时双手往右侧突出。掌握节奏，重复上述动作1分钟。

通过腰部左右扭动将全身扭摆成"S"形，能锻炼肠道附近的深层肌肉，肠道也因此更有活力。如果能坚持先喝水，然后做这项运动，就能从内在体质上改善便秘。

润肠通便

花生拌菠菜

材料： 熟花生米 50 克，菠菜 300 克。

调料： 蒜末 2 克，盐 3 克，香油 5 克。

做法：

1 菠菜择洗干净，入沸水中焯 30 秒，捞出，晾凉，沥干水分，切段。

2 取盘，放入菠菜段、熟花生米，用蒜末、盐和香油调味即可。

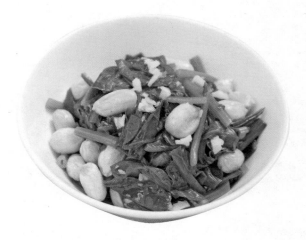

┤ 功效 ├

菠菜含有大量的膳食纤维，具有促进肠道蠕动的作用，可预防便秘；花生中的某些脂肪酸可帮助肝内胆固醇分解为胆汁酸，促进排泄。二者搭配食用可润肠通便，保护胃黏膜。